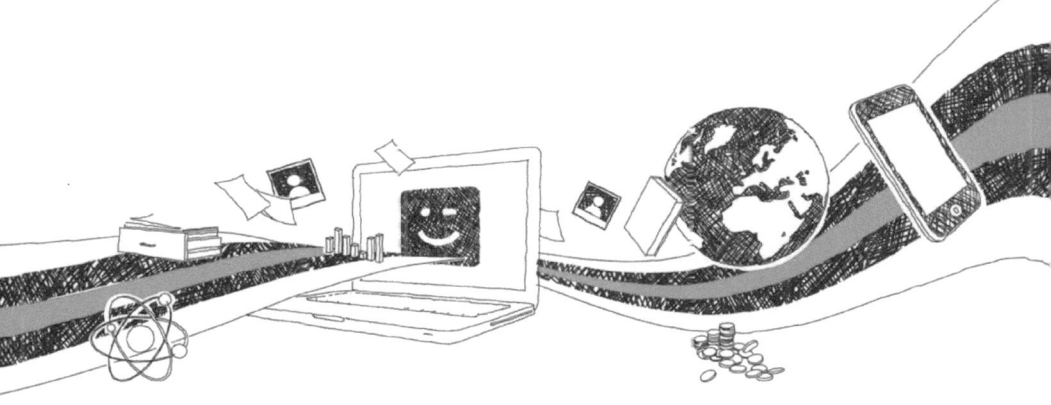
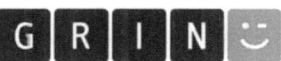

Reinhold Ballmann

Implementierung der Stelle eines Koordinators zur Wiedereingliederung von Langzeitkranken

GRIN Verlag

Bibliografische Information der Deutschen Nationalbibliothek:

Die Deutsche Bibliothek verzeichnet diese Publikation in der Deutschen National-
bibliografie; detaillierte bibliografische Daten sind im Internet über http://dnb.d-
nb.de/ abrufbar.

Impressum:

Copyright © 2002 GRIN Verlag GmbH
Druck und Bindung: Books on Demand GmbH, Norderstedt Germany
ISBN: 978-3-640-15706-8

Dieses Buch bei GRIN:

http://www.grin.com/de/e-book/16185/implementierung-der-stelle-eines-koordina-
tors-zur-wiedereingliederung-von

GRIN - Your knowledge has value

Der GRIN Verlag publiziert seit 1998 wissenschaftliche Arbeiten von Studenten, Hochschullehrern und anderen Akademikern als eBook und gedrucktes Buch. Die Verlagswebsite www.grin.com ist die ideale Plattform zur Veröffentlichung von Hausarbeiten, Abschlussarbeiten, wissenschaftlichen Aufsätzen, Dissertationen und Fachbüchern.

Universität Bielefeld
Fakultät für Gesundheitswissenschaften
Weiterbildendes Fernstudium *Angewandte Gesundheitswissenschaften*

4. Semester - WS 2001/2002

Projektbeschreibung

„Implementierung der Stelle eines Koordinators zur Wiedereingliederung von Langzeitkranken in einem mittelständischen Betrieb"

Reinhold Ballmann

1   1

Inhaltsverzeichnis

1. Problembetrachtung / Problemaufriss

Gesunde, motivierte und gut ausgebildete Mitarbeiter sind sowohl in sozialer wie ökonomischer Hinsicht Voraussetzung für den Erfolg eines Unternehmens. Unternehmen, die die Gesundheit an ihren Arbeitsplätzen fördern, senken damit krankheitsbedingte Kosten und steigern ihre Produktivität. Ergebnis dieser Bemühungen ist eine gesündere Belegschaft mit höherer Motivation, guter Arbeitsmoral und einem besseren Arbeitsklima.
(www.sozialnetz-hessen.de/ergo-online/Ges-Vorsorge/luxdec.htm)

Das Humankapital gewinnt sowohl betriebswirtschaftlich als auch volkswirtschaftlich betrachtet an Bedeutung für die künftige Wettbewerbsfähigkeit eines Unternehmens. Die demographische Entwicklung führt in manchen Bereichen bereits heute dazu, dass qualifiziertes Personal knapp wird. Die Veränderung der Altersstruktur der Bevölkerung hat einerseits einen höheren Anteil älterer Arbeitnehmer an der erwerbstätigen Bevölkerung zur Folge, andererseits erfordert sie längere Lebensarbeitszeiten, um den Generationenvertrag weiter zu sichern. Ergebnis ist, dass die Gruppe der älteren Arbeitnehmer relativ gesehen zunimmt. Daran werden auch die prognostizierten Wanderbewegungen aus Süd- und Osteuropa nichts ändern. Diese Gruppen sind in der Regel nicht ausreichend qualifiziert; ihr effizienter Einsatz benötigt eine sehr lange Vorlaufzeit. (Brinkmann, 1993)

Aufgrund dieser Faktoren ist eine Neubewertung des Humankapitals erforderlich: Das für Produktion und Dienstleistung notwendige Wissen ist an Menschen gebunden, die möglichst lange gesund bleiben müssen, damit dieses Wissen genutzt werden kann. (Flynn, 10/1999)

Betriebliche Fehlzeiten von Arbeitnehmern verursachen für die Unternehmen Kosten und Probleme. Direkte Kosten der Fehlzeiten sind Aufwendungen wie Entgeltfortzahlung oder Krankengeldzuschuss, die aufgrund gesetzlicher oder tarifvertraglicher Bestimmungen trotz nicht erbrachter Arbeitsleistung des Arbeitnehmers vom Betrieb erbracht werden müssen. Unter indirekten Kosten werden all jene Kosten verstanden, die durch das Fernbleiben des Arbeitnehmers zusätzlich für den Betrieb entstehen, verursacht durch unbesetzte Arbeitsplätze und nicht ausgelastete Maschinen (Leerkosten), Einrichtung notwendiger Personalpuffer oder Bezahlung von Überstunden, zusätzliche Einarbeitung neuer Mitarbeiter etc. (Personalkosten). Sinkende Arbeitsmoral und eine Verschlechterung des Betriebsklimas können Folge dieser Zusatzbelastungen sein. Betriebliche Fehlzeiten gelten heute als multifaktoriell bedingt. Auf die Anwesenheitsquote eines Betriebes wirken sich mehrere Einflüsse aus, wobei ebenfalls Interdependenzen zwischen den einzelnen Faktoren zu berücksichtigen sind. Man unterscheidet zwischen betrieblichen Faktoren und ausserbetrieblichen Einflüssen, auf die ein Unternehmen höchstens indirekt einwirken kann. Hier sind wirtschaftliche, periodische, politische, persönliche und soziodemographische Faktoren sowie ein verändertes Krankheitsspektrum zu nennen. Die Bundesvereinigung der Deutschen Arbeitgeberverbände bezifferte die Kosten der Arbeitgeber für die Entgeltfortzahlung im Jahr 1999 auf 55 Mrd. DM. Nicht zu vergessen ist auch das Krankengeld, das die Krankenkassen ab der siebten Woche der Arbeitsunfähigkeit zahlen. 1999 wendeten die Krankenkassen in der Bundesrepublik Deutschland 14,2 Mrd. DM dafür auf.

Das Brachliegen des Produktionsfaktors Arbeit wirkt sich also auch auf das System der Sozialversicherung negativ aus. Zum einen sinken dadurch tendenziell die Einnahmen der Sozialkassen (die Summe der beitragspflichtigen Einnahmen der Mitglieder sinkt mit steigender Arbeitslosigkeit), zum anderen steigt die Zahl psychischer Erkrankungen bedingt durch Dauerarbeitslosigkeit, sodass die Ausgaben der Kassen steigen, was wiederum ein Ansteigen des Beitragsniveaus zur Folge hat.

In den letzten drei Jahren ist zu beobachten, dass der Krankenstand wieder leicht (im Durchschnitt 0,2% pro Jahr) zugenommen hat. Die durchschnittliche Dauer der Krankheitsfälle ging zwar zurück - eine Tendenz, die auch in den Vorjahren zu beobachten war -, allerdings nicht in dem Maße, dass die gestiegene Anzahl der Fälle dadurch hätte kompensiert werden können.

„1999 kehrten die Arbeitnehmer im Krankheitsfall nach durchschnittlich 12,9 Kalendertagen an den Arbeitsplatz zurück, 1996 waren es noch 13,9 Tage gewesen." (Vetter / Dieterich / Acker, 2001)

Im europäischen Vergleich ist Deutschland mit einer industriellen Fehlzeitquote von 4,13% der Sollarbeitszeit im oberen Bereich anzusiedeln. (Institut für Arbeitsmarkt- und Berufsforschung,1998).

Ein weiterer entscheidender Bestimmungsfaktor für die Höhe des Krankenstandes ist die Dauer der Erkrankung. Die Anzahl länger andauernder Erkrankungen ist zwar relativ gering, diese sind aber für eine große Zahl von Ausfalltagen verantwortlich. „Besonders zu Buche schlagen Langzeitfälle, die sich über mehr als 6 Wochen erstrecken. Obwohl ihr Anteil an den Arbeitsunfähigkeitsfällen 1999 nur 5,0% betrug, verursachten sie 39,6% des gesamten Arbeitsunfähigkeitsvolumens." (Vetter / Dieterich/ Acker, 2001)

Folglich müssen Maßnahmen, deren Effekt eine Senkung des Krankenstandes sein soll, vorrangig bei den Langzeitfällen ansetzen. Um sowohl arbeitgeber- als auch arbeitnehmerseitig akzeptiert zu werden, müssen die Maßnahmen für beide Seiten vorteilhaft sein, d.h. sie müssen eine „Win-Win-Situation" schaffen.

Eine denkbare Maßnahme ist die Implementierung der Stelle eines *Koordinators zur Wiedereingliederung von Langzeitkranken*, dessen Aufgabe darin besteht, den Erkrankten während des Gesundungsprozesses zu begleiten und eine verknüpfende Funktion zwischen den am Rehabilitationsprozess Beteiligten einzunehmen. Er fungiert als zentrales Bindeglied zwischen Unternehmen, Erkranktem und seinen Angehörigen, Ärzten, Rehabilitationseinrichtungen und Sozialversicherungsträgern. Dabei verfolgt er von Firmenseite her sowohl ökonomisch-rationale als auch arbeitnehmerseitig sozialverträgliche Ziele, indem er auf eine möglichst rasche Wiedereingliederung des Erkrankten hinarbeitet.

Ob und wie die Stelle eines solchen Koordinators in einem Unternehmen implementiert werden kann, soll Gegenstand dieses Projektes sein.

2.   Entwicklung der Fragestellung

Die Gesundheit der Mitarbeiter hat in ökonomischer, psychologischer und sozialer Hinsicht eine große Bedeutung. Die Betriebe stehen gleich mehrfach in der Verantwortung. Nicht nur aufgrund gesetzlicher Vorgaben wie Unfallverhütungsvorschriften, Arbeitsschutzgesetzen etc. haben sie eine Fürsorgepflicht, auch unter ethischen Gesichtspunkten haben sie für das Wohl ihrer Mitarbeiter zu sorgen.

Personalfürsorge kann in unterschiedlichen Ausprägungen stattfinden. Sie beinhaltet dabei alle Leistungen, die die Mitarbeiter über das vereinbarte Entgelt hinaus vom Unternehmen erhalten. Dem Arbeitnehmer werden Geldleistungen, Sachmittel, Dienstleistungen und Informationen zur Verfügung gestellt. (Bundesschule der Betriebskrankenkasse, 2000)

Dennoch gibt es Belastungen kranker Beschäftigter und deren Angehörigen, die sich nicht in Geld ausdrücken lassen wie z.B. Leid, Schmerz, Verlust der Lebensqualität usw.. Der Gesamtumfang dieser Kosten lässt sich nicht exakt quantifizieren. Man kann ihn jedoch erahnen, wenn man sich vor Augen hält, dass beispielsweise ein Ausfalltag eines Arbeitnehmers durchschnittlich 800 DM kostet und der völlige Ersatz eines Mitarbeiters zwischen mehreren 10.000 DM bis über 1 Mio. DM kosten kann. Diese Zahlen machen deutlich, dass Maßnahmen, die eine Verbesserung der Situation bewirken können, betriebswirtschaftlich sinnvoll sind. (Brandenburg, 11/1993)

Die Wiedereingliederung langfristig erkrankter Mitarbeiter wird immer wichtiger und wegen des gewandelten Krankheitspanoramas, der zunehmenden Alterung der Gesellschaft und der oft schwer ersetzbaren Qualifikation älterer Mitarbeiter zukünftig eine noch größere Bedeutung erhalten. Das Krankheitspanorama unserer Gesellschaft hat sich im vergangenen Jahrhundert dramatisch verändert. Heute sind nicht mehr Infektionskrankheiten die Hauptursache für Krankheit und vorzeitigen Tod, sondern sogenannte chronische Erkrankungen wie z.B. koronare Herzkrankheiten, Rheuma etc.. Wirksame Rehabilitation und bedarfsgerechte Wiedereingliederung nach dem Erleiden einer chronischen Krankheit werden heute deshalb zu neuen Aufgaben, die im Gesundheitswesen, aber auch in der Arbeitswelt eine wachsende Bedeutung erhalten. Dies gilt insbesondere im Hinblick auf die niedrigen Geburtenraten und die verlängerte Lebenserwartung, die den Altersaufbau unserer Bevölkerung verändern. Und dies gilt ebenso für eine Politik der Frühberentung, die langfristig nicht mehr bezahlt werden kann, die oft auch von den Betroffenen nicht mehr angestrebt wird und aus Sicht der Unternehmen wegen der hohen Investitionen in den einzelnen Mitarbeiter auch nicht mehr sinnvoll erscheint.

Für das betriebliche Gesundheitsmanagement wird neben der Steigerung des Wohlbefindens und der Verhütung arbeitsbedingter chronischer Erkrankungen und Schäden die Wiedereingliederung bereits Erkrankter zu einer zentralen Zielsetzung: Hier gilt es, für die Betroffenen förderliche und für das Unternehmen effiziente Prozeduren und Verfahrensweisen zu entwickeln.

Der wichtigste Erfolgsfaktor für ein Unternehmen ist die Belegschaft mit ihrem Know-how, ihren Erfahrungen, ihrer Flexibilität, ihrer Einsatzbereitschaft und ihrer Fähigkeit, eigenverantwortlich zu handeln. Diese Fähigkeiten können sich nur in einer partner-schaftlichen Unternehmenskultur entwickeln, die die Gesundheit der Mitarbeiter nicht ausklammert und zum privaten Thema erklärt. Sie fordert vielmehr eine ganzheitliche Betrachtung. (Heinrich/ Horn/ Rothenbacher, 2001)

Obwohl diese Problematik ganz offensichtlich sowohl in betriebswirtschaftlicher als auch in volkswirtschaftlicher Hinsicht bekannt ist, muss ein erheblicher Nachholbedarf bei der Zielerreichung - der schnellen Wiedereingliederung Langzeitkranker - in qualitativer und ökonomischer Hinsicht konstatiert werden. Gerade im Hinblick auf die Veränderung der Bevölkerungsstruktur ist daher fraglich, welche Möglichkeiten sich auf betrieblicher Ebe-ne durch die Schaffung der Stelle eines *Koordinators zur Wiedereingliederung Langzeit-kranker* eröffnen und wie diese Stelle implementiert werden kann.

3. Thema und Zielsetzung des Projektes

a. Thema

Implementierung der Stelle eines *Koordinators zur Wiedereingliederung von Langzeitkranken* in einem mittelständischen Betrieb.

b. Ziel des Projektes

Ziel des Projektes ist es, neue Wege und Lösungsmöglichkeiten aufzuzeigen, um nach einer längeren Erkrankung die Wiedereingliederungschancen des erkrankten Arbeitneh-mers am Arbeitsplatz zu verbessern. Bekanntermaßen verschlechtert jeder Tag der Ar-beitsunfähigkeit die Chancen der beruflichen Wiedereingliederung. Der Patient verliert Selbstvertrauen, Sicherheit, Kompetenz und Motivation.

Vor dem Hintergrund der unterschiedlichen, zum Teil konfligierenden Interessenlagen der beteiligten Akteure im Wiedereingliederungsprozess stellen sich folgende Fragen:

- Welche innerbetrieblichen Schlüssel-Akteure gibt es?
- Welches Gremium soll den Koordinator wählen oder bestimmen?
- Welche Interessengruppen sollen in diesem Gremium vertreten sein?
- Wie wird eine Evaluation der notwendige Tätigkeiten und Rahmenbedingungen am Arbeitsplatz des Koordinators durchgeführt?
- Mit welchen Kompetenzen und Verantwortlichkeiten soll die Stelle des Koordina-tors ausgestattet werden?
- Wie ist die Stelle in das Organisationsgefüge des Unternehmens einzuordnen?
- Über welche Ausbildung bzw. über welche persönlichen und fachlichen Kompe-tenzen soll der Koordinator verfügen?
- Wie können diese Kompetenzen langfristig erhalten und ausgebaut werden?
- Wie werden die in Frage kommenden Betroffenen ermittelt und wie sieht der wei-tere "Meldeweg" aus?

4   4

- Wie erhält der Koordinator Informationen über den Betroffenen an sich und über dessen Krankheitsbild?
- Welche datenschutzrechtlichen Belange müssen erfüllt bzw. ausser Kraft gesetzt werden?
- Wie soll die Beratung und Hilfestellung für den betroffenen Arbeitnehmer konkret aussehen?
- Wie und durch wen kann eine Datenbank/Datenbasis für die Arbeit des Koordinators geschaffen werden?
- Rechnet sich die Stelle des Koordinators, d.h. ist die Kostenersparnis als Ergebnis seiner Arbeit höher als die durch die Stelle des Koordinators verursachten Kosten?
- Müssen ggf. neue Kostenstellen geschaffen werden?
- Wie kann innerbetriebliches Marketing für die Koordinatorenstelle betrieben werden?
- Welche ausserbetrieblichen Institutionen müssen angesprochen werden?

Zentrales Anliegen ist es, alle Möglichkeiten auszuschöpfen, um für den Rehabilitanden primär an seinem alten Arbeitsplatz - sofern dies nicht möglich ist, zumindest in seinem alten Betrieb - die Fortsetzung der Erwerbstätigkeit zu sichern Dieser Punkt verdient deshalb so große Bedeutung, da der Rehabilitand durch die Eingliederung an einem anderen Arbeitsplatz oder gar in einem anderen Betrieb neben seinen vorhandenen gesundheitlichen Problemen zusätzlichen psychischen Belastungen ausgesetzt wird. So hat er sich in einem neuen Arbeitsbereich (auch wenn es sich vielleicht um eine körperlich leichtere Arbeit handeln sollte), mit neuen Kollegen und Vorgesetzten auseinander zu setzen und verliert gegebenenfalls auch soziale Kontakte und Bindungen. (Schick / Schaefer / Winter, 2001)

4.   Gesundheitspolitische Relevanz des Projektes

Ziel der Gesundheitspolitik ist die Verbesserung der gesundheitlichen Lage der Bevölkerung, insbesondere die Reduktion krankheitsbedingter Einschränkungen der Lebensqualität und die Verhinderung eines frühzeitigen Todes. (Wasem / Buchner, 1999).

Wie bereits unter Punkt 2 erläutert, wird die Wiedereingliederung längerfristig erkrankter Mitarbeiter immer wichtiger. Wirksame Rehabilitation und bedarfsgerechte Wiedereingliederung nach dem Erleiden einer chronischen Krankheit sind deshalb heute neue Aufgaben, die im Gesundheitswesen, aber auch in der Arbeitswelt eine zunehmende Bedeutung erhalten. Dies gilt insbesondere mit Blick auf die niedrigen Geburtenraten und die längere Lebenserwartung, die den Altersaufbau unserer Bevölkerung verändern. Ein weiterer Grund ist die Politik der Frühberentung, die langfristig nicht mehr bezahlt werden kann, die oft auch von den Betroffenen gar nicht mehr angestrebt wird und aus Sicht der Unternehmen wegen der hohen Investitionen in die einzelnen Mitarbeiter auch nicht mehr sinnvoll erscheint. Für das betriebliche Gesundheitsmanagement wird neben der Förderung des Wohlbefindens und der Verhütung arbeitsbedingter chronischer Erkrankungen und Schäden, die Wiedereingliederung bereits Erkrankter zu einer dritten zentralen Zielsetzung. (Heinrich / Horn / Rothenbacher, 2001)

Die Belastungen bei der Ausübung der Arbeit haben sich nicht vermindert, sondern verändert. Körperliche Belastungen haben abgenommen, psychische und soziale Belastungen haben deutlich zugenommen. Körperliche Schwerstarbeit müssen nur noch wenige Arbeitnehmer leisten, einseitige Zwangshaltungen gibt es jedoch in vielen Bereichen. Auch Über- oder Unterforderung kann eine starke Belastung für den Arbeitnehmer sein. Immer mehr Arbeitnehmer und Arbeitnehmerinnen fühlen sich dem Stress am Arbeitsplatz nicht mehr gewachsen. Mobbing nimmt immer mehr zu. Statt einer Verminderung der individuellen Belastung ist es zu einer Verschiebung im Belastungsspektrum gekommen. Neben den bekannten Gefährdungen (körperlich schwere Arbeit, Zwangshaltung, Leistungsdruck) und belastenden Umgebungseinflüssen (Hitze, Kälte, Lärm und Chemikalien), die in zahlreichen Branchen keineswegs an Bedeutung verloren haben, treten neue Belastungen auf. Es sind vor allem seelische und soziale Belastungen durch Über- oder Unterforderung, Monotonie und soziale Isolierung am Arbeitsplatz, die z.B. auch in der Metallindustrie eine immer größere Rolle spielen. Neuen Erhebungen zufolge nehmen im gewerblichen Bereich Arbeitstempo, Schichtarbeit, Monotonie der Arbeit und soziale Isolation zu. Der Verringerung von körperlicher Schwerstarbeit und Lärm in Großbetrieben steht eine Zunahme dieser Belastungen in Klein- und Mittelbetrieben gegenüber. Im Angestelltenbereich nehmen soziale Isolation, Monotonie, Arbeitstempo und Zwangshaltungen ebenfalls zu. Auch die Belastung durch Lärm steigt. Die Vielfalt von Belastungssituationen und -kombinationen ist heute auch unter der Bezeichnung *Stress* geläufig. (http://www.sozialnetz-hessen.de/infoline/anlaesse/inf-wandel.htm)

Langzeiterkrankungen stellen für die Betroffenen eine erhebliche Lebensbeeinträchtigung und für die Krankenversicherungen einen nicht unbeträchtlichen Kostenfaktor dar. So wurde 1999 von den gesetzlichen Krankenkassen knapp 14 Mrd. DM (dies sind 7 % der Leistungsausgaben) nur für Krankengeld aufgewendet. Die Kosten für medizinische Behandlungen und Rehabilitation kommen noch hinzu. 1998 resultierten 42 % aller Arbeitsunfähigkeitstage aus Langzeitfällen mit einer mehr als sechswöchigen Arbeitsunfähigkeitsdauer. Dies bedeutet einen erheblichen Rückgang im Vergleich zu früheren Jahren, wodurch auch die Zahl der Krankengeldtage deutlich gesunken ist. Dennoch leisteten die Betriebskrankenkassen an 13 Millionen der insgesamt 52 Millionen Arbeitsunfähigkeitstagen (einem Viertel der Krankheitstage) Krankengeldzahlungen. Sie haben 1999 hierfür 6,7 % ihrer Leistungsausgaben, nämlich rd. 1,97 Mrd. DM aufgewendet. Je Mitglied betrugen die Krankengeld-Ausgaben der BKK in Westdeutschland 447,51 DM und in Ostdeutschland 380,43 DM. Von 55 Krankengeldfällen je 1000 Mitglieder waren 1998 fast zwei Drittel (34 Fälle) bereits nach zwölf Wochen Arbeitsunfähigkeit beendet, weitere zwölf Fälle dauerten bis zu einem halben Jahr. Sechs weitere Krankengeldfälle waren schließlich nach einem Jahr abgeschlossen. Nur bei gut zwei Fällen lag die Dauer über 52 Wochen. Bei einer großen Zahl dieser Langzeiterkrankungen könnte durch frühzeitiges Fallmanagement, Beratungen, gezielte Rehabilitationsmaßnahmen und andere Interventionen eine deutlich frühere Wiedereingliederung in das Arbeitsleben und damit eine entsprechende Verkürzung der Arbeitsunfähigkeitszeiten erreicht werden. (Chruscz / Hamed / Zoike, 2000)

5. Stand der Forschung und Entwicklung in der Praxis

Die Rehabilitations- und Behindertenpolitik in Deutschland ist eingebettet in ein System der sozialen Wohlfahrt und der Daseinsfürsorge durch den Staat, dessen Grundlagen in den achtziger Jahren des 19. Jahrhunderts gelegt wurden und das sich stetig weiterentwickelt hat. Dabei ist ein stark differenziertes System der Hilfen für Behinderte entstanden, dass durch ein weitreichendes Netz gesetzlicher Regelungen untermauert wird und dessen Leistungsangebot auf internationaler Ebene hohe Anerkennung findet. (Walger, 1992)

Träger der Rehabilitation sind

- die gesetzliche Krankenversicherung,
- die gesetzliche Rentenversicherung,
- die gesetzliche Unfallversicherung,
- die Bundesanstalt für Arbeit,
- die Träger der Sozialhilfe sowie
- die Träger der sozialen Entschädigung bei Gesundheitsschäden und
- die Kriegsopferversorgung.

Demnach ist für die Rehabilitation nicht ein einheitlicher Träger zuständig, sondern jeder Träger übernimmt im deutschen Sozialleistungssystem neben seinen sonstigen Aufgaben einen spezifischen Bereich der Rehabilitation. (Bundesministerium für Arbeit und Sozialordnung (Hrsg.), 1998)

Allein die Vielfalt der möglichen Rehabilitationsträger führt dazu, dass die rechtlichen Zuständigkeiten ausgesprochen kompliziert und je nach Einzelfall unterschiedlich sind. So wird beispielsweise eine Kur von der Rentenversicherung oder von der Krankenkasse, unter Umständen auch vom Versorgungsamt genehmigt; berufliche Rehabilitationsmaßnahmen vom Arbeitsamt oder von der Rentenversicherung; spezielle Unterstützungsmaßnahmen für Schwerbehinderte von der Berufsgenossenschaft, vom Versorgungsamt oder vom Sozialamt. Auch die Einführung des Sozialgesetzbuches IX bringt hier keine signifikante Verbesserung in der Praxis. Es fehlt eine Institution, die die Schnittstellen zu den Leistungsträgern reduziert, zumindest aber die möglichen und zu Gebote stehenden Leistungen koordiniert, was am besten schon auf betrieblicher Ebene geschehen sollte, da hier die Bedürfnisse sowohl des Erkrankten als auch des Betriebes am deutlichsten zu Tage treten.

Ein besonders weit entwickeltes Konzept dieses im angelsächsischen Raum als *Disability Management* bezeichneten Ansatzes wurde vom National Institute of Disability Management and Research (NIDMAR) in Port Alberni, B.C., Kanada realisiert. Dabei übernimmt ein speziell nach den Kriterien der NIDMAR geschulter Disability-Manager im Betrieb genau diese Koordinations- und Schnittstellenfunktion. Dieser Disability-Management-Ansatz bietet eine Perspektive, weil er Strategien einer möglichst raschen Wiedereingliederung Behinderter oder von Behinderung bedrohter Arbeitnehmer unter Berücksichtigung unternehmerischer Kosten-Nutzen-Abwägung zum Inhalt hat. Es handelt sich dabei um einen Ansatz, der auf Unternehmensebene zum Einsatz kommt und zugleich integrativen Charakter besitzt. Dies äußert sich darin, dass die Interessen aller an der Wiedereingliederung Behinderter oder von Behinderung bedrohter Beteiligten möglichst gleichgewichtig einbezogen werden, wobei eine win-win-Situation erzeugt werden soll. Das bedeutet, dass alle Beteiligten von einer möglichst raschen Wiedereingliederung profitieren. Der Disability-Management-Ansatz wird stets der jeweiligen Unternehmenssituation angepasst. Unter Berücksichtigung der Unternehmensstruktur sowie der individuellen Interessen und Bedürfnisse der beteiligten Akteure können daher entsprechende Lösungen entwickelt werden. Die Kosten werden dabei entweder von den Unternehmen oder von einem Versicherungsträger übernommen. (Kuwatsch, 1999)

Mit Hilfe einer vom Bundesministerium für Arbeit und Sozialordnung geförderten Problemstudie wurden die Ansatzpunkte für Disability Management im deutschen System der Hilfen für Behinderte untersucht. Ziel dieser Studie war es, aufzuzeigen, welche Anknüpfungspunkte für betriebsnahe Lösungen innerhalb des deutschen Systems der Hilfen für Behinderte bestehen, um in Anlehnung an den kanadischen Disability-Management-Ansatz die Wiedereingliederung von Behinderten zu beschleunigen. In diesem Zusammenhang wurde untersucht, inwiefern auch innerhalb des deutschen Systems der Hilfen für Behinderte die Einrichtung einer koordinierenden Stelle zu einer stärkeren Vernetzung der am Prozess der Wiedereingliederung Beteiligten beitragen kann. Auf Trägerebene wurden dabei insbesondere die Rolle des Berufshelfer in der gesetzlichen Unfallversicherung sowie die Arbeitswelt der Reha-Berater, der Arbeitsverwaltung, der gesetzlichen Krankenversicherung und der gesetzlichen Rentenversicherung durchleuchtet. (Prof. Dr. Braun / Kuwatsch, 2000)

Perspektiven der Konkretisierung bzw. der Rationalisierung des Ziels der beruflichen Rehabilitation eröffnet ebenfalls eine internationale Vergleichsstudie, die auf Initiative des International Labour Office (ILO) und des Global Applied Disability Research and Information Network on Employment and Training (GLADNET) von 1997 bis Mai 1998 in acht Industrieländern durchgeführt wurde. Gegenstand dieser Studie sind Strategien, die eine Weiterbeschäftigung (job retention) oder eine möglichst schnelle Wiedereingliederung (return to work) von Arbeitnehmern ermöglichen, deren Beschäftigungsverhältnisse infolge von Behinderungen (im Sinne längerfristige gesundheitliche Einschränkungen) gefährdet ist bzw. bereits beendet wurde. Zielgruppe sind Personen, die im Erwerbsleben stehen bzw. bereits erwerbstätig waren. (Albrecht, 1998)

Den angeführten Studien und Konzepten ist gemeinsam, dass sie für Personen entwickelt wurden, die bereits im Erwerbsleben standen oder stehen. Allerdings gehen sie von unterschiedlichen Voraussetzungen insbesondere im Hinblick darauf aus, dass es sich beim deutschen System der Hilfen um ein sehr zersplittertes System handelt. Folglich lassen sich die dargestellten Konzepte bedingt durch die unterschiedlichen Rahmenbedingungen nicht ohne weiteres auf ein deutsches Unternehmen übertragen. Das bedeutet, dass ein individuelles Konzept der Wiedereingliederung Langzeitkranker entwickelt werden muss, was auf den folgenden Seiten beschrieben wird.

6. Einschätzung der Realisierbarkeit und Strategien zur Akzeptanzsicherung

a. Einschätzung der Realisierbarkeit

Die Realisierbarkeit des Projektes soll anhand des folgenden Beispiels erläutert werden:

Die drei Geschäftsführer der B- Brauerei sind bestens mit der Wettbewerbssituation, der engen Personaldecke und den täglichen Widrigkeiten des Arbeisalltags vertraut. Die Geschäftsleitung hat ihre positive Einstellung zu Veränderungen, auch mittels Projekten, signalisiert, wenn folgende Primär-Ziele aus Unternehmenssicht berücksichtigt werden:

- strikte Zielorientierung der Projektarbeit
- sinnvolle positive Relation zwischen Aufwand und Ertrag
- Messbarkeit der Ergebnisse
- steigende Motivation der Mitarbeiter
- Wahrung des Betriebsfriedens.

(Slesnia / Beuels / Sochert, 1998)

Mögliche Widerstände bei der Einführung des betrieblichen Gesundheitsmanagements:

- Reibungsverluste durch die vielfältigen Schnittstellen mit den Sozialversiche-rungsträgern
- fehlendes Problembewusstsein durch das geringe allgemeine Interesse an einer solchen Maßnahme
- Misstrauen der Beschäftigten und/oder Angst vor Missbrauch persönlicher Daten
- Unterschätzen der langfristigen motivierenden Vorteile und Nutzen für die Orga-nisation.

In der Vergangenheit zu beobachtende Mängel bei der Anlage und dem Vorgehen im betrieblichen Gesundheitsmanagement (BGM):

- Bedarfsanalyse wird unterlassen oder ist mangelhaft
- Prioritätensetzung und Zielgruppenauswahl sind nicht am realen Bedarf orientiert
- BGM wird als zeitlich begrenztes Projekt angesehen, hat daher auch nur einen geringen Wert und geringe Priorität in der Organisation
- Evaluation der eingeleiteten Maßnahmen wird unterlassen oder hat methodische Mängel.

(Badura, 1999)

b. Strategien zur Akzeptanzsicherung

Die Strategien der Akzeptanzsicherung sind auf die jeweilige Person bzw. Gruppe zuzuschneiden, um explizit alle Beteiligten zu erreichen und für das Projekt zu gewinnen.

Die wichtigste Voraussetzung ist die volle Unterstützung durch die Geschäftsleitung, die in der Regel durch die betriebswirtschaftlich relevante Größenordnung des Problems einer ökonomisch ausgerichteten Argumentation zugänglich ist.

Beispielhaft ist zu erläutern, wie und welche Erfahrungen andere Unternehmen mit ähnlichen Projekten gemacht haben (Auswirkungen auf den Krankenstand, verbesserte Qualität durch zufriedene Mitarbeiter).

Den Führungskräften ist zu verdeutlichen, dass Maßnahmen des betrieblichen Gesundheitsmanagements aus ganzheitlicher Perspektive Verhalten und Verhältnisse, Strukturveränderungen, eigene und Weiterentwicklung der Mitarbeiter und die enorme Einflussmöglichkeit auf die Gesundheitsentstehung (inklusive der Entstehung gesunder durch Rückmeldung und Ausschaltung krankmachender Arbeitsbedingungen) beinhaltet.

Eine erfolgreiche Strategie zur Akzeptanzsicherung muss folgendes beinhalten:

- Umfangreiche Informationen und Werbemaßnahmen im Betrieb vor Projektbeginn (Zeitraum vier bis sechs Wochen). Neben der Werbung für das eigene Produkt (Durchführung, Zeitraum, Kompetenzen, Verantwortlichkeit, Ziele etc.) wird mit den Ergebnissen und den Abläufen anderer (bereits durchgeführter) Projekte sowohl in anderen Firmen als auch bei hausinternen Projekten informiert.
- Ängste der Mitarbeiter vor eventuellen Konfliktsituationen mit den Führungskräften müssen abgebaut werden.
- Der Betriebsrat wird frühzeitig als signifikanter Multiplikator gewonnen, der bei den Mitarbeitern Überzeugungsarbeit leistet.
- Eine anonyme Mitarbeiterbefragung während der Akzeptanzphase ermittelt offene Fragen, zeigt ebenso Tendenzen auf, aus denen weitere Maßnahmen abgeleitet werden.
- Die Geschäftsführung wirbt bei den Führungskräften für das Projekt, die es zum Thema der wöchentlich stattfindenden Teambesprechungen erheben, macht es zum Bestandteil der Tagesarbeit und legt die Priorität fest.
- Der Betriebsrat beruft eine Personalversammlung (gegebenenfalls bereichsbezogene Teilversammlungen) ein, die ausschließlich das anstehende Projekt zum Thema hat.

c. Einbindung in bestehende Strukturen

Das Projekt wird betriebsweit unter Einbindung der Führungskräfte und des Betriebsrates installiert.

Über ein unter Beachtung des Datenschutzes zu definierendes Berichtswesen werden alle Führungskräfte und Mitarbeiter aktuell über den Stand des Projektes unterrichtet. In den ebenfalls wöchentlich stattfindenden Führungskräfte-Runden besteht die Möglichkeit, über projektrelevante mittelfristige Maßnahmen und (Zwischen-) Ergebnisse zu diskutieren.

7. Durchführung

Die B-Brauerei in Bitburg beschäftigt an ihrem Standort in Bitburg ca. 900 Menschen. Davon sind ca. 150 Personen kaufmännisch und 750 Personen handwerklich tätig. Das Spektrum der vertretenen Handwerksberufe reicht vom Brauer, Mälzer, Elektriker über Maurer und Elektroniker bis hin zum Gabelstaplerfahrer.

So unterschiedlich die Berufe sind, so unterschiedlich sind auch die körperlichen Belastungen, die sich wiederum in den Krankheitsbildern und damit auch in der Krankheitsdauer niederschlagen. Im Jahr 1999 entfielen auf den einzelnen Mitarbeiter durchschnittlich 19 Krankheitstage. Das Krankheitsgeschehen als solches wird in erster Linie durch die Krankheitsgruppen Muskel- und Skeletterkrankungen, Herz- und Kreislauferkrankungen, Erkrankungen der Verdauungsorgane, Atemwegserkrankungen und zu geringen Teilen auch durch Verletzungen bestimmt. Auffällig ist, dass der Anteil der Suchterkrankungen - anders als man erwarten würde - gegen Null tendiert, was auch auf eine hervorragende ausgebaute betriebliche Suchtprävention zurückzuführen ist. Weiterhin ist auffällig, dass der Anteil von Arbeitsunfähigkeitsfällen mit einer Dauer von drei Wochen und mehr zwar nur etwa 15 Prozent ausmacht, diese 15 Prozent der Fälle aber für mehr als 51 Prozent der Arbeitsunfähigkeitstage verantwortlich sind.

Geht man von einem durchschnittlichen Bruttojahreseinkommen je Arbeitnehmer von ca. 60.000,- DM aus, das an 250 Arbeitstagen erzielt wird, so kostet das Unternehmen jeder Lohnfortzahlungstag pro Arbeitnehmer rund 300,- DM an direkten Personalkosten. Hochgerechnet auf ein Jahr entstehen dadurch Kosten von 5,13 Mio. DM. Dies ist für einen Betrieb dieser Größenordnung ein betriebswirtschaftlich nicht unerheblicher Betrag.

Es stellt sich folglich die Frage, wie und mit welchen Instrumenten sowohl für den Betrieb als auch für die Betroffenen eine inhaltlich adäquate, ethisch und betriebswirtschaftlich vertretbare Lösung des Problems der raschen Wiedereingliederung gefunden werden kann.

a. Vorstudie

Bevor mit der eigentlichen Projektdurchführung begonnen werden kann, muss bereits die Phase der Projektinitierung und der Projektvorbereitung, auch *Vorstudie* genannt, abgeschlossen sein.

Die Vorstudie stellt einen wichtigen Baustein für den späteren Projekterfolg dar und beinhaltet:

11   11

1) Findung und Einsetzung einer Initiativgruppe, die hierarchieübergreifend aus folgenden Mitarbeitern besteht:

   o ein Vertreter des Vorstandes,
   o eine Führungskraft,
   o ein Mitarbeiter des Betriebsrates sowie
   o vier weitere Mitarbeiter aus anderen Bereichen des Betriebes.

Die Aufgaben der Initiativgruppe umfassen:

   • die Koordination des Projektes und Bearbeitung inhaltlicher Schnittstellen, Controlling-Funktion gegenüber der Projektgruppe bei Abweichung von vereinbarten Zielen und Wegen der Problemlösung,
   • aktive Vertretung der Projektgruppe gegenüber der Unternehmensleitung und den Mitarbeitern der Dienststelle (Auskunfts- und Informationsstelle während des gesamten Projekts) und
   • Unterstützung der Projektgruppe bei der Lösung von internen Problemen.

2) Durchführung einer Organisationsdiagnose durch die Initiativgruppe in Form von Dokumentenanalyse (Statistiken, Geschäftsberichte, Organigramme etc.), Interviews mit den Mitarbeitern (aus unterschiedlichen Hierarchieebenen), schriftliche, anonyme Mitarbeiterbefragung (Klärung und Analyse des Ist-Zustandes).

3) Entwicklung einer Projektidee unter Beachtung der Wichtigkeit für die Weiterentwicklung der Organisation, der zeitlichen Dringlichkeit, der Machbarkeit sowie der Akzeptanz seitens der Unternehmensleitung.

4) Genaue Projektbeschreibung erstellen.

5) Klärung und Absicherung der Finanzierung durch das Unternehmen.

6) Reflexion der Vorstudie durch die Initiativgruppe. (BKK-Bundesverband, 1999)

Durch Empowerment der Arbeitnehmer wird die Voraussetzung dafür geschaffen, dass innerhalb der Initiativgruppe die Programmziele sowie die unternehmensspezifische Vorgehensweise gemeinsam erarbeitet und festgelegt werden können. Darüber hinaus wird ein Koordinator ausgewählt bzw. eingestellt, durch den sich alle Seiten gleichermaßen vertreten fühlen und der konkrete Beratungs- und Hilfestellungsleistungen erbringen soll.

Die Beratungs- und Hilfestellungsleistungen im Sinne dieses Projektes sind in den Prozess einzuordnen, der gemeinhin als Case-Management oder Fallmanagement bezeichnet wird. Ein Fallmanagementprozess umfasst dabei die Identifikation entsprechender Kunden sowie die Einleitung von Akutmaßnahmen bis zur Rehabilitation, je nach Notwendigkeit abgestuft von ambulant über stationär, bis hin zur Initiierung von Nachsorge-maßnahmen. Dabei ist der Betroffene während des gesamten Prozesses als mitbestimmende Person aktiv beteiligt.

Eine solche Form des Fallmanagement ist nur schwer zu realisieren, da sich ausser den zahlreichen inhaltlichen, weitere formal verwaltungstechnisch begründete Schnittstellen ergeben. (Von Törne, 3/2000)

b. Planungsphase

- Durchführung von Akzeptanzmaßnahmen innerhalb der Dienststelle
- Festlegung der Spielregeln für die Zusammenarbeit
- Bestimmung der Zusammenarbeit des Koordinators mit der Initiativgruppe
- Festlegung der Laufzeit des Projektes
- Festlegung des zeitlichen Abstandes für die Treffen
- Installation der reinen Projektorganisation im Betrieb
- Erstellung der Checklisten zum Projektstart
- Führen eines Projekthandbuches durch den Koordinator
- Zielklärung
- Bestimmung eines Projektstrukturplanes (Gliederung und anfallende Aufgaben des Projekts)
- Erstellen eines Projektablaufplanes (zeitliche Grob- und Feinplanung) einschließlich der Bestimmung von Meilensteinen, die den Abschluss eines Projektab-schnittes markieren oder zur Überprüfung eines Zwischenergebnisses und Ent-scheidung der Weiterführung des Projektes
- Definition des Controllings und der Steuerung während der Durchführungsphase
- Festlegung der Evaluation sämtlicher Arbeitsschritte und im Anschluss an die Durchführungsphase
- Veröffentlichung der Ergebnisse.

Für alle Maßnahmen werden Zielgruppen und quantifizierbare Ziele festgelegt. Alle Maßnahmen werden systematisch ausgewertet und kontinuierlich verbessert. Eine lau-fende Reflexion über den Verlauf und erzielte (Miss-)Erfolge ist für die Akzeptanz im Management und bei den Beschäftigten wichtig. (Badura, 1999)

c. Durchführungsphase

- Implementierung des Projektes im Betrieb
- Erarbeitung der Spielregeln für die Projektarbeit durch die Projektgruppe (inklu-sive Festlegung der Protokollierung, des kontinuierlichen Berichtswesens, der Überprüfung der Ziele (Controlling und Steuerung, Verabredung des zeitlichen Abstandes der Treffen))

- Klärung und Durchführung von Qualifikationsmaßnahmen des Koordinators (zum Beispiel Moderatoren-Ausbildung)
- Zusammenarbeit mit den externen Stellen (KK, BfA, LVA, BG, VA etc.) abstimmen
- Kommunikationsstrukturen intern und extern aufbauen
- Planung des zeitlichen Ablaufs anhand des Projektstrukturplanes und Projektablaufplanes (Festlegung des konkreten Projektendes).

Der Koordinator fungiert als wichtiges Bindeglied zwischen den Arbeitgeber- und den Arbeitnehmervertretern und dem Betroffenen. Durch seine Präsenz vor Ort hat er einen direkten Einblick in die Arbeitsplatzsituation im Unternehmen. Er kennt die zu besetzenden Stellen im Unternehmen und sieht, welche Umsetzungsmöglichkeiten bestehen. Unter Berücksichtigung der konjunkturellen Lage und der jeweilige Auftragslage des Unternehmens kann der Koordinator abschätzen, welche Wiedereingliederungsmaßnahmen zur Zeit überhaupt möglich sind. Ferner kennt der Koordinator die persönliche Situation der Betroffenen, mit denen er in engem Kontakt steht und deren Vorstellungen und Wünsche er in den Wiedereingliederungsprozess einbringt. Er nimmt daher eine zentrale Stelle innerhalb dieses Prozesses ein, bei der alle Informationen verarbeitet und die Interessen aller Beteiligten koordiniert werden. Zur Erfüllung seines weitgefächerten Arbeitsfeldes benötigt der Koordinator ein umfangreiches Fachwissen aus den verschiedensten Bereichen, wie beispielsweise aus der Ökonomie, der Psychologie und der Ergonomie. Um in der Zusammenarbeit mit dem jeweiligen betrieblichen Akteur etwas bewegen zu können und akzeptiert zu werden, muss er ein kompetenter Fachmann sein. (Prof. Dr. Braun / Kuwatsch, 2000)

Um diese Anforderungen zu erfüllen, stellt die Initiativgruppe für den Betrieb einen Sozialarbeiter zur Betreuung dieses Personenkreises ein. Hauptaufgabe des Sozialarbeiters ist die Betreuung von chronisch kranken Mitarbeitern im Wiedereingliederungsprozess in Zusammenarbeit mit der Personalabteilung und dem Betriebsrat.

Parallel dazu werden die erforderlichen Rahmenbedingungen geschaffen. Zunächst muss eine eventuell vorhandene betriebswirtschaftliche Abwehrhaltung der Bereichsverantwortlichen abgebaut werden, was durch Einrichtung einer besondere Kostenstelle (für Personal- und Sozialkosten) im Rechnungswesen der B-Brauerei geschieht. Mit Hilfe dieser Kostenstelle soll versucht werden, Mitarbeiter zum „Null-Tarif" zu vermitteln, die sonst nur schwer vermittelbar wären. Bei Wiedereingliederung gibt es bis zu einem Jahr "Gratis-Unterstützung". Damit werden erhebliche Hürden und Vorbehalte abgebaut und der Mitarbeiter ist nach dieser Zeit erfahrungsgemäß integriert.

Erfolgreiche Projektarbeit setzt einen hohen Wissensstand der Mitarbeiter voraus. Projektmitarbeitern interne und externe Weiterbildung anzubieten, ist auch Aufgabe des Projektmanagements und damit der Initiativgruppe. Sie zielt auf:

- Erhaltung
- Verbesserung
- Erweiterung

14

der Qualifikation des Mitarbeiters für seine jetzige und zukünftige Arbeit. (Litke, 1995)

Insbesondere dem Sozialarbeiter sind angesichts des sich stetig ändernden Sozialversicherungsrechts Schulungsmaßnahmen bei Krankenkassen, Rentenversicherungsträgern, den Berufsgenossenschaften etc. zu ermöglichen und zu finanzieren.

Konkret könnte eine Wiedereingliederung wie folgt durchgeführt werden:

Die Erstkontakte zu den Langzeitkranken werden durch die Personalabteilung oder durch den Betriebsrat hergestellt. Im Anschluss daran nimmt der Sozialarbeiter seine eigentliche Arbeit auf.

Zu beachten ist in diesem Zusammenhang, dass der Sozialarbeiter nicht in das Hierarchiegefüge der Personalabteilung eingebunden ist und dadurch ihr gegenüber nicht weisungsgebunden ist. Vielmehr berichtet er unter Beachtung des Datenschutzes direkt an den Vorstand bzw. die Initiativgruppe. Dies muss auf geeignete Art und Weise, z.B. über die Mitarbeiterzeitschrift der B-Brauerei, publiziert werden, damit Vorbehalte der Belegschaft bezüglich eventuell zu erwartender beruflicher Nachteile bei allzu offenherzigem Kontakt mit dem Sozialarbeiter abgebaut werden.

Im Gespräch mit dem Betroffenen sammelt der Sozialarbeiter die für das Fallmanagement notwendigen Informationen mit Hilfe eines Dokumentationsbogens, den er später in einem nur ihm zugänglichen Datenbanksystem elektronisch erfasst. Die Dokumentation beinhaltet:

* Informationen zum individuellen Krankheitsgeschehen (Status-Dokumentation),
* Informationen zur Beratung, den eingeleiteten und durchgeführten Maßnahmen (Prozess-Dokumentation) und
* Informationen zur verbesserten Steuerung der Fälle (Ergebnis-Dokumentation). (Hüllen, 01/1999)

Ein wesentlicher Punkt bei der Durchführung der Dokumentation ist der Datenschutz. (Badura, 1999)

Grundregel des Datenschutzes ist, dass die Verarbeitung und Nutzung personenbezogener Daten nur mit Einwilligung des Betroffenen oder einer gesetzlichen Erlaubnis oder Anordnung zulässig ist. Der Betroffene ist über den Zweck, die Rechtsgrundlage und gegebenenfalls über die Freiwilligkeit der Datenerhebung zu unterrichten. Über seine erfassten Daten und deren Herkunft hat der Betroffene ein Auskunftsrecht. Unzulässig gespeicherte, bestrittene oder unrichtige Daten sind auf Verlangen zu löschen.

Nicht öffentliche Stellen wie die B-Brauerei unterliegen dem Bundesdatenschutzgesetz nur, wenn sie Daten dateimäßig erfassen. Dies ist hier der Fall, da die Betroffenen in einer Datenbank erfasst und die Fälle per EDV verwaltet werden. (Bibliographisches Institut & F. A. Brockhaus AG, 2001)

Insbesondere die hochsensiblen Daten der Status-Dokumentation müssen dem Zugriff Unbefugter entzogen sein. In letzter Konsequenz darf nur der Sozialarbeiter Zugriff zu der von ihm angelegten Fall-Dokumentation haben.

Weiterhin erfolgt eine Bestandsaufnahme der verfügbaren Arbeitsstellen anhand von Stellenbeschreibungen in Zusammenarbeit mit der Personalabteilung.

Nach erfolgter intensiver Betreuung des Langzeitkranken durch den Sozialarbeiter während der Krankheit und einer eventuellen Reha-Maßnahme, werden zusammen mit der Personalabteilung und dem Betriebsarzt nach der Genesung des betroffenen Arbeitnehmers Möglichkeiten einer Wiedereingliederung unter Berücksichtigung der körperlichen und fachlichen Voraussetzungen besprochen. Sobald ein Übereinkommen über das künftige berufliche Tätigkeitsgebiet erzielt wurde, versucht die Personalabteilung, einen geeigneten Arbeitsplatz innerhalb des Unternehmens zu finden. Nachdem ein geeigneter Arbeitsplatz gefunden wurde, werden noch die erforderlichen Qualifizierungsmaßnahmen organisiert, damit der neue Mitarbeiter gut vorbereitet seine Arbeit aufnehmen kann.

Falls allerdings eine Wiedereingliederung in das Berufsleben aus gesundheitlichen Gründen nicht möglich ist, unterstützen der Sozialarbeiter, die Personalabteilung und auch der Betriebsrat Maßnahmen, um dem langzeitkranken Mitarbeiter weiterzuhelfen (z.B. bei der Beantragung einer EU-/BU-Rente, Umschulungsmaßnahmen). (Heinrich / Horn / Rothenbacher, 2001)

d. Evaluation, Bilanzierung und Abschluss

Die Erfolgsbewertung soll zuverlässig und transparent sein, sie muss aber auch hinsichtlich des personellen und finanziellen Aufwandes vertretbar sein. Folgende Punkte sind zu berücksichtigen:

- Feststellung und Bewertung des Projekterfolgs
- Evaluation des Prozesses, der Struktur und des Ergebnisses
- Bilanz der Initiativgruppe
- Bilanz des Koordinators
- Abschluss des Projektes und Entscheidung über die weitere Vorgehensweise

(Schiersmann / Thiel, 2000)

Ob und wie zufrieden die internen Kunden - gemeint sind damit die Betroffenen - mit den Beratungsleistungen und Hilfestellungen sind, wird systematisch ermittelt und Konsequenzen daraus gezogen. Dies kann z.B. durch Mitarbeiterbefragung erfolgen. Die Auswirkungen der durchgeführten Maßnahmen auf wirtschaftlich relevante Faktoren wie Personalfluktuation, Produktivität, Kosten-Nutzen-Bilanzen u.a. werden systematisch ermittelt und Konsequenzen daraus gezogen. Dies kann mit den gängigen Methoden des betrieblichen Rechnungswesens bewerkstelligt werden. (BKK-Bundesverband, 1999)

Hierbei ist allerdings zu beachten, dass Kosten-Nutzen-Aussagen im Bereich des Gesundheitsmanagements aufgrund zahlreicher Operationalisierungs- und Messprobleme besonders schwierig sind. Während sich die (tangiblen) direkten Kosten noch einigermaßen zuverlässig ermitteln lassen, ist dies bei den (tangiblen und intangiblen) indirekten Kosten mit Problemen verbunden. Bei der Messung und Bewertung des (direkten und indirekten) Nutzens stößt man auf große Schwierigkeiten Häufig lässt sich der Nutzen von Maßnahmen und Programmen im Rahmen des Gesundheitsmanagements nicht exakt quantifizieren und monetär bewerten (intangibler Nutzen). Statt klassischer Kosten-Nutzen-Analysen sind hier Kosten-Wirksamkeits-Analysen und Kosten-Nutzwert-Analysen erforderlich und sinnvoll. (Brandenburg / Schröer, 10/1999)

Damit die Evaluation betrieblicher Gesundheitsförderung zu einer nachhaltigen Stärkung betrieblicher Gesundheitspotentiale beitragen und gesundheitswirksam werden kann, müssen die gewonnenen Informationen für die Führungskräfte und die Belegschaft plausibel und akzeptabel sein. Diese Informationen können im Rahmen eines innerbetrieblichen Marketings zum Beispiel über die Mitarbeiterzeitschrift, anlässlich von Personalversammlungen oder über das betriebseigene Intranet kommuniziert werden. Je breiter die Streuung gewählt wird, desto größer ist der Anzahl der Mitarbeiter, die erreicht werden.

Nur informierte Mitarbeiter werden das Projekt auch für sie als nutzbringend akzeptieren und auf bereiter Basis unterstützen. Wenn dies erreicht wird, werden die Evaluationsergebnisse nachhaltig betriebliche Lernprozesse auslösen und neue Wertemuster sowie neues gesundheitsrelevantes Wissen dauerhaft und wirksam in der Unternehmenskultur verankern. (Noack, 1999)

8. Finanz- und Zeitplanung

a. Zeitplanung

Das Projekt ist auf eine Laufzeit von insgesamt 18 Monaten ausgelegt.

Je drei Monate entfallen auf die Planungs- und Akzeptanz-Phase sowie auf die Evaluation und Bilanzierung. Für die Durchführungsphase wurde ein zeitlicher Rahmen von 12 Monaten veranschlagt.

b. Finanzplanung

Grundlage der Vergütung des einzustellenden Sozialarbeiters sind die AVR-Caritas. Danach erhält ein Diplom-Sozialpädagoge (FH)/Sozialarbeiter in Vergütungsgruppe 5 b mit vier Jahren Berufserfahrung ein monatliches Gesamtgehalt von 4.511,92 DM brutto. Zu beachten ist in diesem Zusammenhang, dass den Mitarbeitern der B-Brauerei aufgrund einer Betriebsvereinbarung jährlich 13,5 Gehälter gezahlt werden, sodaß ein Bruttogehalt von 60.910,92 DM p.a. zu zahlen ist.

17   17

Auf zwölf Monate heruntergerechnet bedeutet dies pro Monat ein Verrechnungsgehalt von 5.075,91 DM. Hinzu kommen die Arbeitgeberanteile (= halber Beitragssatz) an der Sozialversicherung, wobei die Beitragsbemessungsgrenze nicht erreicht wird:

Krankenversicherung:	(6,75%)	342,62 DM
Rentenversicherung:	(9,55%)	484,75 DM
Arbeitslosenversicherung:	(3,25%)	164,97 DM
Pflegeversicherung:	(0,85%)	43,15 DM
Betr. Zusatzversorgung:	(1,25%)	63,45 DM
Gesamtpersonalkosten pro Monat:		6.174,85 DM

Dies ergibt kalkulatorische Gesamtpersonalkosten für den einzustellenden Sozialarbeiter von gerundet DM 6.175,- pro Monat.

Für die Sitzungen der Initiativgruppe wird ein zeitlicher Rahmen von je zwei Stunden festgelegt. Die Sitzungen finden in der Regel im 14-tägigen Rhythmus statt. Der „Stundensatz" je Initiativgruppenmitglied wird mit DM 100,- festgelegt. Darin enthalten sind sowohl direkte als auch indirekte Personalkosten.

Raummiete u.ä. für das benötigte Büro und die Büroausstattung bleiben in diesem Zusammenhang unberücksichtigt, da die Infrastruktur der B-Brauerei genutzt werden kann.

Planungsphase

a) Sozialarbeiter/-in		
a. Personalkosten (3 Monate à 6.175,-- DM)		18.525,- DM
b. Reisekosten		1.000,- DM
b) Personalkosten der Initiativgruppe		9.800,- DM
(7 Sitzungen x 2 Std. x 7 Mitarbeiter x 100,- DM)		
c) Portokosten		500,- DM
d) Telefongebühren (Pauschale)		500,- DM
e) Büromaterial (Pauschale)		500,- DM
f) Sonstiges		250,- DM
Gesamtkosten für die Planungsphase:		31.075,- DM

Durchführungsphase

a) Sozialarbeiter/-in		
a. Personalkosten (12 Monate à 6.175,-- DM)		74.100,- DM
b. Reisekosten		4.000,- DM

18   18

b) Personalkosten der Initiativgruppe	36.400,- DM
(26 Sitzungen x 2 Std. x 7 Mitarbeiter x 100,- DM)	
c) Aus- und Weiterbildung der Projektgruppe	5.000,- DM
d) Telefongebühren (Pauschale)	1.500,- DM
e) Büromaterial (Pauschale)	1.000,- DM
f) Sonstiges	1.500,- DM
Gesamtkosten für die Durchführungsphase	123.500,- DM

Evaluation, Bilanzierung und Abschluss

a) Sozialarbeiter/-in	
a. Personalkosten (3 Monate à 6.175,-- DM))	18.525,- DM
b. Reisekosten	1.000,- DM
b) Portokosten	500,- DM
c) Telefongebühren (Pauschale)	500,- DM
d) Büromaterial (Pauschale)	500,- DM
e) Sonstiges	250,- DM
Gesamtkosten für Evaluation, Bilanzierung und Abschluß	21.275,- DM

Die Kosten des gesamten Projektes betragen folglich **DM 175.850,-**

9. Erwartbare Ergebnisse

Maßnahmen betrieblicher Gesundheitsförderung haben häufig den Charakter von Potentialinvestitionen, die zunächst auf eine immaterielle Verbesserung des Leistungsvermögens ausgerichtet sind, bevor sie mittel- bis langfristig zu einer Verbesserung der Wettbewerbsposition führen, indem sie z.B. durch Kosteneinsparung und/oder Umsatzsteigerungen auch ertragswirksam werden.

Die Aktivitäten des Koordinators dienen auch betriebswirtschaftlich motivierten Aspekten, die allen zugute kommen. Ziel ist es dabei, die Krankenstände niedrig zu halten, die Investitionen in die Ausbildung hoch qualifizierter Mitarbeiter zu schützen und Kosten einzudämmen, indem der Personaleinsatz für betriebliche Abläufe optimal und störungsfrei gestaltet werden kann. (Heinrich / Horn/ Rothenbacher, 2001)

Das Ziel des Projektes, die Wiedereingliederungschancen eines erkrankten Arbeitnehmers am Arbeitsplatz zu erhöhen, ist auf die geschilderte Weise zu erreichen.

Die Fehlzeitenquote kann ebenfalls kurz- und mittelfristig gesenkt werden. Basierend auf Erfahrungen in anderen Betrieben ist eine Senkungsrate von 10 bis 15% jährlich als durchaus realistisch anzunehmen.

Ausgehend von 5,13 Mio. DM als durch krankheitsbedingte Fehlzeiten verursachte direkte Personalkosten ergibt sich somit ein (unbereinigtes) Einsparpotential von rund 500.000,-- bis 750.000,-- DM. Berücksichtigt man die Kosten des Projektes, ergibt sich im ersten Jahr ein Einsparpotential von rund 325.000,-- DM bis 575.000,-- DM und ab dem zweiten Jahr von rund 375.000,-- bis 625.000,-- DM. Damit liegt die Vermutung nahe, dass der Einsatz des Koordinators betriebswirtschaftlich gesehen ertragswirksam ist, da – beim Eintreffen der erwarteten Ergebnisse – für jede hier eingesetzte D-Mark Einsparungen in dreifacher Höhe erzielt werden.

Krankheitsbedingte Abwesenheit ist eine Störung des Produktionsprozesses, die zu Produktionsverlusten und zu Ausfällen an Maschinen, Material und Arbeitszeit führt. Durch die Sicherung der ungestörten Produktion werden neben dem Abbau von Fehlzeiten

- Fluktuation verhindert oder abgebaut,
- die Personalanwesenheit erhöht und die Mitarbeitermotivation gesteigert,
- die Notwendigkeit für Personalpuffer und das Vorhalten von Spezifikationen verringert,
- Planbarkeit und Termintreue gefördert,
- die Qualitätssicherheit erhöht und
- ein positives Unternehmensimage gefördert.

(Kuhn, 2001)

Wie bereits unter Punkt 7 dargestellt, lässt sich der Nutzen dieser einzelnen Punkte nicht oder nur schwer exakt quantifizieren und monetär bewerten. Hier wären Kosten-Wirksamkeits-Analysen und Kosten-Nutzwert-Analysen erforderlich und sinnvoll, würden aber den Rahmen dieses Projektes sprengen.

Schließlich darf bei der Analyse und Bewertung der Ergebnisse der *Hawthorne-Effekt* nicht vernachlässigt werden. (Hien / Larisch / Steinborn, 2001)
In den Hawthorne-Werken, Chicago, durchgeführte Untersuchungen über Verhalten und Leistung der Arbeiter am Arbeitsplatz, zeigten, dass, auch in hoch rationalisierten Betrieben, soziale Beziehungen besonders durch informelle Gruppen die Arbeitsleistung in starkem Maße bestimmen. Die Tatsache, dass die den Versuchspersonen während der Untersuchung zuteil gewordene Aufmerksamkeit auch bei Verschlechterung der äusseren Arbeitsbedingungen zu höherer Arbeitsleistung führte, wurde als *Hawthorne-Effekt* bekannt. (Brockhaus Multimedial, 2001)

Die Wiedereingliederung von Kranken ist ein kontinuierlicher Prozess, der verschiedene Gestaltungs- und Lenkungsaktivitäten umfasst. Wesentlich ist es, diesen Prozess angesichts zunehmender Kundenorientierung und ständigen Rechtsänderungen fortzuentwickeln, indem die Strukturen durch qualitatives Lernen ständ g angepasst (lernende Organisation) und gezielt optimiert werden (kontinuierlicher Verbesserungsprozess = KVP; japanisch: *Kaizen*). Dies beinhaltet die Suche und Realisation neuer Zielvorgaben und Verhaltensweisen (z. B. soziale Kompetenz), die Förderung der Innovationsfähigkeit sowie die Schaffung von Rahmenbedingungen, die eine sinnvolle Evolution erlauben. Diese Verstetigung ist zwingend notwendig, um einer Versandung der Ergebnisse mittel- bis langfristig durch sinkende Akzeptanz in der Mitarbeiterschaft und Änderung der rechtlichen Rahmenbedingungen vorzubeugen.

10. Übertragbarkeit

a. Übertragbarkeit der Ergebnisse auf andere Standorte der B-Brauerei

Eine Übertragung der Ergebnisse auf andere Standorte erscheint dem Grunde nach möglich, wenn sie eine vergleichbare Größe (Anzahl der Mitarbeiter) und eventuell dieselben regionalen Besonderheiten aufweisen (Marktsituation, Konkurrenz, Arbeitslosenquote, Wirtschaftsstandort etc.).

b. Übertragbarkeit auf andere Unternehmen dieses Wirtschaftssektors

Eine Initiierung beziehungsweise Implementierung in anderen Unternehmen dieses Wirtschaftssektors ist ebenfalls denkbar. Auch für die Mitbewerber der B-Brauerei ist der Wettbewerb eine Herausforderung, die mit hierarchischen Führungsstrukturen allein nicht zu bewältigen ist. Die permanente Zunahme von weichen Belastungen am Arbeitsplatz zwingt jedes Unternehmen für ihre Mitarbeiter und gemeinsam mit ihren Mitarbeitern etwas dagegen zu unternehmen.

c. Übertragbarkeit auf Unternehmen außerhalb dieses Wirtschaftssektors

Für Unternehmen ausserhalb dieses Wirtschaftssektors ist die Grundkonzeption zweifellos ebenfalls anwendbar und übertragbar. Die Kernelemente des Projekts sind nicht branchenspezifisch angelegt.

11. Literaturverzeichnis

Albrecht, M., (1998):
„Neue Ansätze in der beruflichen Rehabilitation - Ergebnisse einer ILO-Vergleichsstudie", Universität Trier Fachbereich IV

Badura, B., (1999):
"Betriebliches Gesundheitsmanagement ? ein Leitfaden für die Praxis", Edition Sigma

Bundesschule der Betriebskrankenkassen (Hrsg.), (2000):
„Betriebswirtschaft und Krankenkassen", Rothenburg a. d. Fulda

Brandenburg, W., (11/1993):
„Warum und mit welchem Ziel Gesundheitsförderung?"
Referat einer Tagung der Frankfurter Allgemeinen Zeitung "Gesundheit am Arbeitsplatz", Frankfurt/Main.

Brandenburg, U. / Schröer, A., (10/1999): "Gesundheitsmanagement im Betrieb" in: Die BKK 10/1999

Prof. Dr. Braun, H. / Kuwatsch, S., (2000):
„Ansatzpunkte für Disability Management im deutschen System der Hilfen für Behinderte", Zentrum für Arbeit und Soziales an der Universität Trier

Brinkmann, R., (1993):
Personalpflege - Gesundheit, Wohlbefinden, Arbeitszufriedenheit als strategische Größen im Personalmanagement, Arbeitshefte Personalwesen Band 21, Sauer- Verlag

Brockhaus Multimedial 2001 Premium, Version 3 2001,:
Bibliographisches Institut & F. A. Brockhaus AG, Mannheim

Bundesministerium für Arbeit und Sozialordnung (Hrsg.), (1998):
„Eingliederung Behinderter in der Bundesrepublik Deutschland", Bonn, S. 22

BKK-Bundesverband (Hrsg.), (1999):
„Gesunde Mitarbeiter in gesunden Unternehmen - Erfolgreiche Praxis betrieblicher Gesundheitsförderung in Unternehmen", Essen

Chruscz, D. / Hamed, A. / Zoike, E., (09/2000):
"Langzeiterkrankungen und Fallmanagement" in: Die BKK 09/2000

Flynn, P., (10/1999):
"Zukunftsperspektiven von Arbeit und Gesundheit aus Sicht der EU", in: Die BKK 10/1999

Heinrich, M. / Horn, M. / Rothenbacher, G., (2001):
"Gesundheitsmanagement und die Wiedereingliederung nach längerer Krankheit,
Müller Weingarten AG" in: Craes, U. / Mezger, E. / Badura, B. :"Erfolgreich durch
Gesundheitsmanagement", 2 Auflage 2001, Verlag Bertelsmann Stiftung,
Gütersloh

Hien, W., / Larisch, J. / Steinborn, D , (2001):
"Senkung von Fehlzeiten – REWE Handelgruppe" in: Craes, U. / Mezger, E. /
Badura, B.: "Erfolgreich durch Gesundheitsmanagement", 2. Auflage 2001,
Verlag Bertelsmann Stiftung, Gütersloh

Hüllen, B., (01/1999):
„Tagungsbericht BKK-Fallmanagement" in: Die BKK 01/1999

Institut für Arbeitsmarkt- und Berufsforschung 1998

Kuhn, K., (2001):
"Effizienzmessung von Gesundheitsmaßnahmen" in: Craes, U. / Mezger, E. /
Badura, B.: "Erfolgreich durch Gesundheitsmanagement", 2. Auflage 2001,
Verlag Bertelsmann Stiftung, Gütersloh

Kuwatsch, S., (1999):
„Der Ansatz des Disability-Management im kanadischen System der Hilfen für
Behinderte", Universität Trier Fachbereich IV

Litke, H.-D., (1995):
„Projektmanagement: Methoden, Techniken, Verhaltensweisen" , Carl Hanser-
Verlag, München, Wien

Noack, R.H., (1999):
„Evaluation betrieblcher Gesundheitsförderung" in: Badura, B.: „Betriebliches
Gesundheitsmanagement - en Leitfaden für die Praxis", Edition Sigma, 1999,
Seite 168 ff.

Schick, K. / Schaefer, A. / Winter, I., (03/2000):
„Verzahnung zwischen medizinischer und beruflicher Rehabilitation" in: Die BKK
03/2000

Schiersmann, Ch. / Thiel, H.-U., (2000):
„Projektmanagement als organisationales Lernen - Ein Studien- und Werkbuch
(nicht nur) für den Bildungs- und Sozialbereich", Leske & Budrich, Opladen

Slesnia, W. / Beuels, F.-R. / Sochert, R., (1998):
„Betriebliche Gesundheitsförderung - Entwicklung und Evaluation von Gesund-
heitszirkel zur Prävention arbetsbedingter Erkrankungen", Juventa-Verlag, Wein-
heim, München

Vetter, C. / Dieterich, C. / Acker, C., (2001):
„Krankheitsbedingte Fehlzeiten in der deutschen Wirtschaf"t in: Badura, B. /
Litsch, M. / Vetter, C., (Hrsg.): „Fehlzeiten-Report 2000", Springer-Verlag, Berlin,
Heidelberg, New York

Von Törne, I. (03/2000):
„Sektorale Sonderrolle der Rehabilitation noch zeitgemäß?" in: Die BKK 03/2000

Walger, M., (1992):
„Ökonomie der Rehabilitation Behinderter", Frankfurt/M., New York, 1992, S. 40

Waller, H., (1996):
„Gesundheitswissenschaft - Eine Einführung in Grundlagen und Praxis", 2. Auflage, Kohlhammer-Verlag, Stuttgart, S. 15

Wasem, J., / Buchner, F., (1999):
„Gesundheitsökonomie und Gesundheitspolitik", 6. Studientext des weiterbilden-
den Fernstudiums *Angewandte Gesundheitswissenschaften*, Bielefeld, Magde-
burg, S. 13

www.sozialnetz-hessen.de/infoline/anlaesse/inf-wandel.htm